RAPPORT

DE LA COMMISSION SANITAIRE

DE L'ARRONDISSEMENT

DE SAINT-POL.

RAPPORT

DE LA COMMISSION SANITAIRE

DE L'ARRONDISSEMENT

DE SAINT-POL.

La santé publique doit être l'objet des préoccupations les plus sérieuses et les plus constantes de la part des administrations : aussi le gouvernement de la République française vient-il de réorganiser le service sanitaire.

Des maladies épidémiques désolent souvent nos populations. Il en est qui les déciment avec une cruelle fatalité depuis longtemps, il en est d'autres qui les menaçent et qui peuvent les frapper. Il importe d'en rechercher les causes pour les combattre dans leurs principes et détruire les circonstances diverses qui en favorisent le développement. Dans sa sollicitude éclairée pour des intérêts aussi graves, l'autorité départementale vient d'instituer au centre de chaque arrondissement une commission compétente qu'elle a chargée de l'éclairer sur les conditions qui peuvent faire échapper nos concitoyens aux dangers auxquels est trop souvent exposée la santé publique.

La commission sanitaire centrale de l'arrondissement de Saint-Pol accomplit un de ses premiers devoirs, en appelant d'une part la surveillance et l'action des autorités locales sur certains points d'hygiène générale qui réclament leur intervention immédiate, d'autre part l'attention des habitants sur quelques indications d'hygiène privée à l'aide desquelles il sera souvent possible de prévenir le fléau épidémique ou du moins d'en atténuer notablement l'intensité.

Cette instruction contiendra donc deux chapitres distincts : le premier relatif aux mesures administratives que l'autorité pourrait prendre, le second aux conseils adressés à nos concitoyens dans le but de les mettre en garde contre les influences délétères qui peuvent soit épidémiquement, soit particulièrement pour chacun d'eux, compromettre leur santé et même leur existence.

Chapitre premier.

Avis aux administrations civiles.

La commission émet le vœu que les lois, ordonnances, arrêtés et réglements relatifs à la police sanitaire soient l'objet de nouvelles instructions qui en recommandent l'exacte et pleine exécution. Le travail des enfants dans les manufactures sera strictement surveillé. L'autorité fera faire avec profit des visites dans les grands ateliers et s'entendra avec les propriétaires d'usines pour aviser aux moyens d'assainir les milieux, s'il est possible, ne fût-ce que par une ventilation habilement ménagée et un blanchissage fréquemment renouvelé à l'eau de chaux chlorurée.

Il sera recommandé aux comités locaux d'instruction primaire de veiller à la salubrité de la maison d'école et des établissements analogues, de s'assurer de la propreté des dortoirs, et de tenir la main aux dispositions réglementaires qui établissent un rapport entre l'espace et la population de ces institutions. Le pavage, le blanchissage intérieur et l'aération seront l'objet des plus grands soins et des prescriptions les plus formelles.

L'autorité municipale prendra des mesures analogues à l'égard de l'église et de la chambre commune dont les conditions hygiéniques sont généralement détestables à cause du mauvais état du pavé, d'une humidité pernicieuse et de l'air concentré et malsain qui s'y respire. Elle fera badigeonner aussi à la chaux vive, additionnée de chlorure, les parois intérieures des prisons et des hôpitaux.

Elle fera disparaître de la voie publique toutes les causes reconnues d'insalubrité, notamment les amas de fumier, les flaques fétides. Elle s'opposera à ce que les jus de fumier, les eaux ménagères courent dans les rues qu'elles infectent; elle veillera à ce que nulle part il n'y ait d'eaux stagnantes dans les rues et sur les places. A cet effet, elle fera ouvrir des fossés d'écoulement et de décharge. Les mares communes qui servent d'abreuvoir pour les bestiaux seront arrangées de telle sorte qu'elles n'offrent jamais leurs bords vaseux à découvert et qu'elles soient suffisamment alimentées; pour atteindre ce but on les creusera à pic et on y amènera des eaux de renouvellement. On en garnira le pourtour d'une haie vive ou d'arbustes à larges feuilles. Le curage de ces mares et des fossés s'opérera exclusivement pendant l'hiver afin d'éviter les émanations pestilentielles, la vase qu'on en retire sera immédiatement transportée dans les champs, à un kilomètre au moins des habitations.

Les rues boueuses et malsaines seront chargées de marne et de gravier, à cette fin les prestations devront se faire presque exclusivement, avec l'approbation de l'autorité compétente, pour les chemins vicinaux et ruraux, dans le parcours des communes.

L'abattage des arbres et l'élagage des haies dans les rues trop ombragées seront aussi recommandés, afin que les vents puissent balayer le mauvais air, et les odeurs fétides, et aussi afin que le soleil puisse convenablement sécher les chaussées.

Il sera pris des arrêtés municipaux à l'effet d'interdire expressément le transport dans les champs, à ciel ouvert, ou dans les jardins et prairies, du cadavre des animaux morts ou abattus par suite de maladies. On prescrira formellement d'enterrer ces débris à une profondeur convenable.

Le rouissage du chanvre et du lin attirera l'attention de l'administration supérieure qui ordonnera que cette opération ne se pratique qu'à une distance des habitations suffisante pour qu'elles ne subissent pas d'influence désastreuse.

Les vidanges dans les villes seront l'objet de réglements sévères.

Le percement ou l'ouverture des rues nouvelles serait quelquefois utile pour permettre aux vents de balayer et d'assainir certains quartiers. Fermer par une cloture quelconque d'autres rues ouvertes à des vents qui apportent un mauvais air, est d'autre part une mesure sanitaire quelquefois urgente.

On tiendra sévèrement la main au balayage, à l'arrosage et à l'enlèvement des boues sur les points pavés de la voie publique; les égouts seront spécialement surveillés et convenablement entretenus.

Le régime des hôpitaux, des prisons, des casernes appelle la sollicitude des magistrats qui s'attacheront à l'améliorer et qui veilleront surtout à éviter l'entassement et l'encombrement, source inévitable, si l'on n'y prend garde, de maladies sérieuses et de la propagation des épidémies.

Le visite par des hommes de l'art des boucheries et des magasins de comestibles est indispensable dans l'intérêt de l'hygiène publique. C'est un point très essentiel de sécurité générale.

Les décès devront être constatés par des médecins qui seront autorisés dans le cas de décomposition prématurée des cadavres, ou dans le cas de contagion, à délivrer des certificats, dans le but de faire procéder à leur inhumation avant les vingt-quatre heures. Il serait utile qu'un local fût affecté au dépôt des morts quand il est reconnu que l'exiguité des habitations force les vivants à se tenir jour et nuit en présence de la dépouille des défunts.

On défendra en même temps les exhumations et les fouilles dans des lieux infects.

L'insuffisance de l'alimentation est trop souvent l'occasion d'un délabrement de la santé, qui prédispose aux maladies épidémiques et contagieuses. Il serait donc utile de faire comme dans les années de disette, des distributions de comestibles aux plus nécessiteux. Des distributions de vêtements, de bois pour le chauffage et de paille pour le coucher des pauvres compléteraient la série des moyens préventifs.

L'autorité supérieure devra aussi être prévenue, dans le plus bref délai, des cas de maladies épidémiques dont on constaterait l'invasion, afin que les médecins préposés à ce service y portent sans retard le secours de leurs conseils. MM. les maires savent que des crédits sont alloués au budget de l'État et du département pour venir en aide aux communes frappées d'épidémie et que les honoraires des médecins ne sont point à la charge desdites communes.

Telle est la série des moyens qui doivent être plus particulièrement recommandés aux administrations qui devront en outre demander aux conseils municipaux et à M. le préfet des crédits spéciaux pour aider les communes pauvres et la classe nécessiteuse à mettre en pratique les avis qui forment l'objet du chapitre suivant.

CHAPITRE II.

Passons maintenant aux conseils relatifs à l'hygiène domestique et privée. Elle comporte ce qui concerne 1.° l'habitation, 2.° les vêtements et le coucher, 3.° les professions, 4.° les fonctions, 5.° la nourriture, 6.° les habitudes, 7.° les soins en cas d'indisposition, 8.° les précautions à prendre de la part de ceux qui soignent les malades. Nous en ferons autant de sections différentes.

Habitations. — L'air que nous respirons sans cesse est en quelque sorte le principe de la vie. C'est par son altération, c'est par les mauvaises qualités qu'il contracte, les odeurs fétides dont il est imprégné que beaucoup de maladies, surtout de maladies épidémiques naissent et se développent au sein des populations. Il importe donc à la santé des habitants que leurs demeures soient largement ventilées; il faut que l'air de leurs chambres, de leurs appartements, soit renouvelé le plus souvent possible. Nous recommandons expressément à nos concitoyens de ne pas s'entasser en grand nombre dans une petite pièce où brûle un poële qu'entourent trop de personnes dans les soirées d'hiver, sans avoir du moins l'indispensable précaution d'ouvrir de temps en temps les fenêtres et même de ne pas fermer les portes, afin que la chaleur ne soit pas étouffante.

Un des plus grands inconvénients à signaler est l'encombrement des lieux d'habitation par l'entassement désordonné d'une foule de meubles et d'objets. Il faut déblayer et ranger le plus possible les différents ustensiles de ménage, car au milieu de ce fouillis qu'on rencontre en beaucoup d'endroits l'air ne peut circuler; d'un autre côté les miasmes pestilentiels s'y accrochent, y séjournent et deviennent inévitablement bientôt une cause grave de maladie.

Ce n'est pas tout : il est indispensable que les parois des maisons que l'on a l'habitude de blanchir à l'intérieur soient l'objet d'un lavage à l'eau de chaux à laquelle on ajoutera quinze grammes de chlorure par six litres de liquide. Les plafonds plâtrés ou non devront être également lavés avec la même préparation qui sera de la même manière appliquée aux murs des cours et corridors. Les stucs, les tapisseries glacées, les parois vernis sont d'excellents moyens d'hygiène préventive. Le cirage des planchers et du pavage est aussi une mesure recommandable pour les personnes aisées.

Une cause non équivoque d'insalubrité permanente dans beaucoup de maisons est le mauvais état du pavé ou de l'aire qui fait le sol des appartements. Les eaux ménagères, des débris d'aliments et beaucoup d'ordures s'accumulent dans les excavations, s'y pourrissent, y fermentent et deviennent ainsi un foyer d'infection qui engendre des maladies meurtrières. Nous invitons nos concitoyens des campagnes et des faubourgs des villes où cette négligence se remarque plus particulièrement, à apporter une grande attention à ce sujet et à faire réparer avec soin le sol de leurs maisons. Ils ne sauraient faire une dépense plus utile pour leur santé.

Le lavage, une fois par semaine, à l'eau de lessive, du sol des maisons pavées ou carrelées est une fort bonne pratique sanitaire ; les eaux ménagères, les résidus, les eaux de navets, de choux, de choux-fleurs et les urines, etc., ne doivent point séjourner dans les appartements.

Tout le monde sait que l'humidité des habitations les rend dangereuses, parcequ'elle amène des maladies de plusieurs espèces : on fera bien de lutter contre cette humidité pernicieuse en ouvrant souvent les portes et les fenêtres, pour établir des courants qui non seulement assainissent l'air en le renouvelant, mais encore sèchent les murs et les meubles des appartements. Le feu du foyer y concourra également, non sans quelque efficacité, avec les soins scrupuleux de propreté que nous recommandons.

L'exiguité de certains logements oblige souvent leurs habitants à pratiquer des trous profonds sous les lits. Ces excavations servent, pour ainsi dire, de caves où sont déposées des carottes et des pommes de terre. C'est là une cause fâcheuse d'insalubrité à laquelle il est urgent de remédier, les caves demandent à être parfaitement tenues ; aucun fruit, aucun aliment gâtés n'y doivent séjourner.

Une circonstance plus fâcheuse encore pour la santé est celle qui résulte de la présence d'animaux domestiques dans l'intérienr des habitations et notamment des lapins. Les exhalaisons qui s'échappent alors sont fétides et vicient profondément l'air respirable. Il faut absolument, pour éviter un danger imminent et redoutable, abolir cette pratique immonde qui fait des lieux habités par l'homme de vraies étables dont les émanations provoquent le développement des maladies les plus graves.

Il est inutile de dire qu'il faut éviter de coucher contre des parois salpêtrées, qu'il faut passer la nuit dans la chambre la plus sèche et la moins étroite du logis, etc. Mais il importe d'éveiller l'attention des habitants des campagnes sur les graves inconvénients qui résultent pour eux du mauvais entretien de leur cour où se décomposent tant de débris de toute nature. Il faut donc qu'ils s'attachent à faire disparaître les flaques, les matières fécales, les ordures de toute espèce, non seulement en égalisant convenablement le sol, mais en donnant de bonnes dispositions aux pentes de leur cour, pour que les égoûts de toute la surface aboutissent au point le plus éloigné de leur corps de logis. Ils auront soin que la mare soit constamment pleine et ne laisse pas ses bords obliques à découvert. Ils feront en sorte que le purin des fumiers et les urines des étables n'aillent pas en altérer les eaux et en corrompre davantage les qualités déjà trop équivoques. Quand les immondices des étables et des écuries sont amenées au dehors, ils devront, autant que faire se pourra, jeter sur les parties qui exhalent la plus mauvaise odeur une couche de paille plus ou moins sèche. Ces précautions d'ailleurs ne seront pas perdues, ni pour leur santé, ni pour leurs intérêts ; car les indications que nous donnons ici les conduiront à obtenir d'excellents engrais pour leur culture.

Qu'on ne s'y méprenne pas, les soins et les précautions que nous croyons devoir recommander, seront utiles à la fois aux hommes et aux animaux, car lorsqu'une épidémie se déclare, il arrive bien souvent qu'elle ne borne pas ses ravages à l'espèce humaine : les épizooties sont les sœurs jumelles des épidémies.

Vêtements et coucher. — Le soin de se couvrir convenablement ne saurait être trop recommandé ; les variations de température dans nos contrées sont si fréquentes qu'il faut, autant que possible, se mettre en garde contre leur influence; car elle est souvent pernicieuse pour la santé. Le froid des pieds et des mains est fatal à beaucoup de personnes. Il faudra donc s'en garantir. Les sabots, les galoches, les patins devront, surtout à la campagne, faire partie de la chaussure, principalement lorsque le temps est humide ou pluvieux. La propreté des pieds, c'est ici le lieu d'en parler, y entretient la chaleur; c'est encore avec la propreté générale du corps, un des moyens les plus sûrs de prévenir bien des maladies, même des plus graves. Le cou, la poitrine, le ventre seront chaudement couverts, la tête l'est presque toujours assez.

Le linge du corps et tous les vêtements qui touchent immédiatement la peau seront souvent renouvelés et blanchis. S'ils sont humides par l'effet de la sueur ou de la pluie, il convient d'en changer le plutôt possible et dans le cas contraire, de s'approcher d'un foyer ardent pour les sécher.

En temps d'épidémie, la soie devrait être proscrite de l'habillement, car des expériences ont prouvé qu'elle absorbait beaucoup mieux les miasmes, et pouvait les transmettre plus facilement que la toile, le coton et même les tissus de laine. La couleur des vêtements n'est pas indifférente, comme on pourrait le croire. Le noir, le bleu, le rouge retiennent mieux les émanations morbifères que le vert, le jaune et le blanc surtout.

Les literies doivent être l'objet de beaucoup de soin. Il vaut mieux coucher sur la paille, le crin, la fougère, que sur la laine. Les matelas de cette dernière espèce seront souvent mis à la place les uns des autres, de façon que l'on ne repose que le moins souvent possible sur la même surface du même matelas. Les paillasses qui constituent exclusivement la couche de beaucoup de gens, devront être souvent retournées, remuées, aérées, séchées et renouvelées tous les mois ou tous les deux mois au plus. Les draps seront entretenus, dans le plus grand état de propreté possible, et séchés de temps en temps, surtout l'hiver, les couvertures seront lavées une ou deux fois par an. Les rideaux sont inutiles; il convient au moins de ne pas les fermer exactement, même dans les grands froids de l'hiver. Si dans l'état de santé, deux personnes bien portantes peuvent coucher ensemble, il n'en est pas de même dans le cas contraire. Deux individus malades ne sauraient, sans de graves inconvénients, avoir le même lit ; un malade, quel que soit le genre ou la nature de son affection, ne doit pas non plus coucher avec une personne qui ne l'est pas. Le principe de l'isolement des malades doit être rigoureusement suivi.

Professions. — Les conseils relatifs aux professions ne peuvent toucher que quelques points généraux, car il serait impossible d'entrer ici dans les mille détails qui les concernent. Seulement nous dirons que les personnes qui ont des états sédentaires doivent régulièrement et tous les jours faire une promenade en plein air , plus particulièrement sur les hauteurs , si cela est possible. La circulation du sang est intéressée à l'exercice qui purifie le corps, par l'activité généreuse qu'il donne à toutes les fonctions. Les poumons se débarrassent aussi pendant la marche de l'air concentré qu'ils ont longtemps respiré et dont ils sont comme imprégnés et leur jeu rendu plus rapide par le mouvement chasse ainsi plus d'une cause de maladie, de celles surtout qui altèrent la composition des humeurs. Les ouvriers des grands ateliers doivent principalement mettre en pratique ces préceptes simples et sanitaires.

Les métiers qui nécessitent la dépense de beaucoup de force provoquent souvent la sueur, il faut surtout en craindre la répercussion et se garantir soigneusement du froid et des courants. Il est bon que ceux dont la profession s'exerce à l'air libre, ne s'enferment pas immédiatement après leur travail dans des chambres trop chauffées et trop bien closes, les transitions subites d'une température à une autre, d'une atmosphère à une autre, étant véritablement dangereuses. Ceux qui exercent leur industrie les pieds ou les mains dans l'eau auront bien soin de ne pas travailler immédiatement après le repas. Il faut en effet qu'il s'écoule un certain temps entre le moment où ils viennent de manger et celui où ils reprennent leurs travaux, sans quoi la digestion aurait à en souffrir et cette circonstance pourrait amener des accidents, surtout quand on est placé sous la menace d'une épidémie. Ceux dont l'état se pratique aux ardeurs du feu se garderont de sortir les bras nus et la poitrine découverte, et de boire froid et beaucoup lorsqu'ils ont soif. L'eau pure leur serait préjudiciable, l'eau vinaigrée ne leur conviendrait pas mieux, la bière, et plutôt l'eau trempée d'eau-de-vie serait une meilleure boisson.

Quant aux ouvriers des champs, ils auront soin de se préserver du froid humide dans le cours de la mauvaise saison. Ils tâcheront de se mettre en sang comme on dit, en battant des bras, en marchant vite dans leurs moments de repos pour lutter efficacement contre le refroidissement pernicieux des pieds. Il serait avantageux qu'ils fussent munis d'une gourde contenant une infusion fortement aromatique soit de thé, de sauge, de mélisse, de lierre terrestre, ou une boisson fermentée pour entretenir quand il est besoin par une certaine excitation intérieure la chaleur du corps. Ce conseil est applicable à bien d'autres personnes encore, aux bergers, aux marneurs, etc.

Fonctions. — La régularité de toutes les fonctions fait la santé : il faut donc en surveiller l'exercice. Les excès dans le boire et dans le manger fatiguent l'estomac et les intestins, il en résulte souvent de graves désordres qui disposent le corps à contracter toute espèce de maladies et notamment les affections épidémiques. La peau est une enveloppe qui joue un grand rôle, il convient d'en entretenir soigneusement les sécrétions et pour cela les bains et le lavage doivent être recommandés.

Il y a des fonctions secrètes dont l'abus jette ceux et celles qui s'y livrent dans un abattement nerveux tel que les influences épidémiques frappent alors sur eux leurs coups les plus meurtriers. C'est assez dire qu'il existe là un danger véritable et qu'il est essentiel de s'en garantir.

L'alaitement des enfants lorsqu'il se continue après le septième ou le huitième mois devient pour les nourrices une cause sérieuse d'épuisement qui finit par altérer la santé et par l'exposer gravement à l'action des causes qui peuvent la compromettre d'une manière fatale. Il suffira de signaler ce danger pour le conjurer autant qu'il est en nous.

Le sommeil est aussi indispensable pour réparer les forces que la nourriture : on ne veillera donc la nuit que par nécessité. Ceux qui se trouveront dans l'obligation de passer une ou plusieurs nuits auront soin de se coucher dans la journée et ne lutteront point contre le sommeil par l'usage exagéré du vin, du café et des liqueurs fermentées.

Nourriture. — Les gens sobres et tempérants sont ceux qui conservent la meilleure santé et vivent plus longtemps. Chacun sait qu'une indigestion est fréquemment la cause première de maladies mortelles. Il faut donc éviter, nous le répétons, de manger et de boire avec excès, en temps d'épidémie surtout ce conseil doit être scrupuleusement suivi, car l'oubli qu'on en ferait entraînerait inévitablement des accidents redoutables. L'état d'ivresse donne particulièrement prise aux influences morbifiques. Les aliments autant que possible, doivent être sains et de bonne qualité. Chaque personne connait ceux qu'elle digère difficilement, qui passent mal, comme on dit, et qui occasionnent des vents et de la diarrhée, elle aura soin de n'en faire aucun usage, car il importe beaucoup de ne pas fatiguer des organes qui sont le siége principal de plusieurs maladies dangereuses de la nature de celles qu'on redoute davantage. Les crudités, les salades, certaines préparations grossières, le pain moisi, les viandes avancées ou gatées, les œufs trop vieux, le pommes de terre grasses et de mauvais goût, le jambon rance, le poisson qui n'est pas frais, les ragoûts indigestes, le mauvais cidre, la mauvaise eau-de-vie, le vin éventé, la bière acide ou trop jeune, les autres boissons fermentées mêlées à des jus de fruits verts seront repoussés de l'alimentation. L'eau froide et pure ne fera pas non plus la boisson habituelle, on évitera surtout d'en prendre à jeun ou étant en sueur.

La régularité des repas est favorable aux bonnes digestions, il convient de s'abstenir de manger ou de boire en dehors des heures où l'on prend habituellement sa nourriture, à moins de besoins exceptionnels. Boire et manger sans soif et sans faim est de la dernière imprudence, et donner à l'estomac qui digère de nouveaux aliments avant que son travail ne soit accompli c'est jeter une grave perturbation dans des fonctions qui veulent être respectées.

Ces indications suffisent dans leur généralité pour éclairer nos concitoyens sur ce point important.

Habitudes. — Il y a des habitudes mauvaises pour la santé et contre lesquelles nous devons prémunir les populations. Par exemple l'usage de la pipe aussitôt après les repas. Il dérange la digestion, étourdit le système nerveux, provoque la soif qu'on ne désaltère qu'en buvant soit de la bière, soit de l'eau-de-vie ou d'autres boissons alcooliques, et cela jette une fâcheuse perturbation dans des fonctions qui ne sont jamais impunément troublées; nous en dirons autant de l'habitude de chiquer qui peut avoir des inconvénients plus graves encore.

Prendre de l'eau-de-vie à jeun fatigue l'estomac d'une surexcitation inutile dont la répétition finit à la longue par déterminer des maladies organiques, telles que le cancer, et dispose à contracter des maladies épidémiques, il sera bon de s'en abstenir.

Travailler à jeun dans des lieux bas et humides, ou au milieu de vapeurs fétides n'est pas chose favorable au maintien de la santé, dans ce cas il est utile de prendre un peu de lait auquel on ajoutera si l'on veut un verre d'eau-de-vie, ou une soupe ou quelqu'aliment solide.

L'habitude de plusieurs est de mettre leurs souliers sans bas ou sans paille : c'est une négligence qui pourrait leur devenir préjudiciable.

Il est des individus qui ont la manie de se purger régulièrement sans nécessite; ils doivent mettre tous leurs soins à rompre cette habitude qui pourrait leur devenir funeste, si une épidémie dont les principaux symptômes appartiennent au ventre, venait à sevir dans les localités qu'ils habitent.

L'existence ancienne d'un cautère, d'un vésicatoire, d'un séton doit être respectée en temps d'épidémie.

L'usage trop fréquent des bains chauds rend la peau trop impressionnable et trop absorbante, il convient donc que les personnes qui ont cette habitude la restreignent. Il en est de même d'un sommeil habituellement trop prolongé dans un lit moelleux, car il énerve et enlève à la constitution sa force de résistance aux maladies de cette espèce.

Soins en cas d'indisposition. — Quand on se sent indisposé, nous parlons toujours dans l'hypothèse d'une épidémie imminente ou déclarée, il est indispensable de s'entourer de soins particuliers; ce ne sont plus des précautions préservatrices, ce ne sont pas encore des moyens de médication active et militante proprement dite, dont l'application judicieuse ne saurait être faite que par le médecin lui-même; c'est une série de pratiques simples, usuelles qui peuvent souvent encore conjurer l'orage et amoindrir les accidents.

Au moindre signe de dérangement dans la santé, il faut d'abord garder la diète. Si un mal de tête un peu notable existe, il convient de mettre ses pieds à l'eau et de suspendre toute espèce de travail.

Si le frisson se déclare, qu'on le combatte en outre en se couchant de suite dans un lit préalablement bassiné, et en rappelant la chaleur par des couvertures épaisses, par des bouteilles d'eau chaude et par des frictions générales du corps, par des infusions de tilleul ou de feuille d'oranger, sans recourir de prime abord au vin chaud, à l'eau-de-vie brûlée, au lait de poule, etc.

Si le vomissement se manifeste, le favoriser en se chatouillant la gorge avec le doigt ou avec la barbe d'une plume jusqu'à ce qu'il n'entraîne plus d'aliments et alors, s'il persiste, le combattre par l'eau froide non sucrée, l'eau de Seltz, un peu de thé vert. Dans le cas ou la diarrhée survient, entourer le ventre de cataplasmes bien humides souvent renouvelés, prendre des demi-lavements avec l'eau de mauve, de son ou contenant de lamidon délayé et cuit, on les retiendra le plus longtemps possible. Les fonctions intestinales sont-elles ralenties ? recourir aux lavements entiers avec addition de quelques cuillerées de miel ou de mélasse. Les bains de siège peuvent être avantageux dans plusieurs circonstances qu'il est inutile d'indiquer ici, nous dirons seulement que les coliques et les autres douleurs d'entrailles en appellent l'usage. Ces derniers accidents s'exaspèrent au lieu de s'amender par les préparations alcooliques à l'aide desquelles on essaye trop souvent de les faire disparaître, telles que noyaux, brou de noix, absinthe, vin chaud, etc.

Tout le monde connaît les moyens de lutter contre le rhume à son début, contre les maux de gorge commençants, aussi n'allongerons-nous pas cette notice en les signalant.

Lorsque des crampes surviennent au milieu d'un malaise général, ou d'accidents déjà déclarés, il faut se hâter de frictionner fortement les membres soit avec une brosse rude, soit avec une flanelle imbibée d'eau-de-vie chauffée.

Ceux qui subissent des suppressions quelconques, soit de sueurs générales ou partielle, soit d'un écoulement ancien, soit de flux sauguin périodique, employeront tous les moyens possibles de rappeler le phénomène disparu ou la fonction supprimée.

Dans tous les cas il est urgent, en temps d'épidémie, de demander au plus vite les secours d'un médecin, car lui seul peut apprécier ce qu'il convient de faire relativement à l'emploi des autres moyens curatifs.

Tels sont, en résumé, les conseils les plus facilement pratiques que la commission sanitaire recommande aux populations, en leur signalant encore les inconvénients sérieux qui résultent pour elles de la présence à la fois dans une même chambre, de plusieurs malades qui se nuisent ainsi les uns aux autres. Si donc, on peut remédier à cette cause d'infection, on fera bien de le faire en isolant les malades.

Précautions à prendre de la part de ceux qui soignent les malades. — Les personnes qui par devoir ou par état soignent les malades ne doivent s'approcher d'eux qu'avec réserve et seulement quand il est utile de le faire. Elles se mettront le moins possible en contact direct avec eux, éviteront de respirer leur haleine, et ne laisseront pas séjourner dans la chambre les déjections des patients.

On entretiendra avec soin un courant d'air dans la place occupée par les malades, soit en ouvrant les fenêtres de temps en temps, avec toutes les précautions nécessaires, eu égard à la personne qui est alitée, soit en entretenant la combustion du foyer qui sera, autant que possible, non un poêle mais une large cheminée. Le feu de houille est peu sain pour les malades et ceux qui l'entourent. Jamais, quelque soit la rigueur de la saison, on ne placera dans l'appartement du malade, lorsqu'il n'y a pas de foyer, des vases remplis de braises rouges, ou de charbon de faulx allumé. C'est un danger considérable que de respirer l'air des chambres ou brûle un brasier quelconque quand une cheminée n'emporte pas au dehors les vapeurs qui s'en exhalent.

Les garde-malades auront encore la précaution de prendre souvent l'air au dehors, de changer fréquemment de linge et de vêtements, et de se laver plusieurs fois par jour les mains et le visage avec de l'eau fraîche aiguisée d'un peu de vinaigre de vin.

Leur nourriture sera substantielle et la viande fera partie de leur alimentation journalière; toutefois il faut éviter les excès qui seraient plus dangereux pour eux que pour les autres, ils ne prendront point leur repas dans la chambre de ceux qu'ils soignent.

Ils boiront avec profit un peu de vin généreux, ou de café noir, ou d'eau-de-vie trempée d'eau et sucrée.

Ils se garderent de dormir dans la chambre des malades. Les linges souillés de ceux-ci seront immédiatement jetés dans de l'eau légèrement chlorurée et lavée seulement 24 ou 48 heures après. Il ne faut pas comme en temps ordinaire les accumuler dans le même endroit et les y laisser séjourner, car les émanations qui s'en échappent engendreraient des accidents chez les habitants de la maison.

On pourra faire brûler un peu de vinaigre dans le voisinage de l'appartement du malade, et même dans sa chambre s'il ne tousse pas.

Les aspersions d'eau chlorurée légèrement seront renouvelées plusieurs fois par jour.

Enfin il serait bon, lorsqu'une maladie épidémique sévit, que les malades fussent couchés plutôt sur une paillasse ou un sommier de crin ou de fougère que sur des matelas, tant pour la facilité du renouvellement des literies que pour éviter autant que faire se pourrait, la pénétration des matières miasmatiques dans la laine qui les garde facilement, et devient ainsi une cause de propagation des maladies contagieuses ou un foyer d'infection qui détermine des accidents également redoutables.

Les médecins eux-mêmes n'ont pas d'autres moyens de se garantir des maladies épidémiques et contagieuses, malgré le préjugé répandu généralement qu'ils possèdent des secrets et des recettes pour échapper aux atteintes des fléaux qui déciment les populations.

Ici se terminent les conseils, les avis et les recommandations que la commission sanitaire a cru de son devoir de formuler; nous espérons que si les administrations locales d'une part, et les concitoyens de notre arrondissement de l'autre veulent bien s'y conformer, nous aurons rendu un véritable service au pays et amélioré notablement la santé publique par une hygiène générale convenablement ordonnée. C'est aussi par leur mise en pratique et leur application bien entendue que les maladies épidémiques dont nous pourrions être frappés, verront s'amortir leur intensité et s'amoindrir leurs ravages.

Saint-Pol, le 1.er février 1849.

Les membres de la commission sanitaire de l'arrondissement de Saint-Pol.

Bornay maire président, Ricouart, Mercier, Michel, Faguet, Lefeuvre, Beugnez, Locquet, Morel, Duchemin-Soyez et D.r Danvin, *rapporteur.*

Saint-Pol. — Imprimerie de H. Warmé.

www.ingramcontent.com/pod-product-compliance
Lightning Source LLC
LaVergne TN
LVHW052042160826
845678LV00003B/1493